Allerton's
BRAIN FITNESS
WORD SEARCH

Fun & Positive Puzzles
for Stroke Recovery

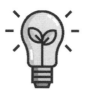

Volume 1:
Around the House

A. C. JONES

Allerton's Brain Fitness Word Search
Fun & Positive Puzzles for Stroke Recovery

Volume 1: Around the House

© 2019 by A. C. Jones

All Rights Reserved.

No part of this book may be reproduced, transmitted, or electronically stored in any manner without the written consent of the copyright holder.

Introduction

Hello! Congratulations on your choice to sharpen your brain with this fun word search book. As you do each puzzle, you will be exercising your memory, practicing your focus, and reviewing important words that you need to use in your everyday life.

The themed word lists for the puzzles in the book will take you through a typical day at home. You'll start with words about waking up and getting ready for the day, and then you'll move on to words about your morning coffee or tea and preparing meals. You will review words about friends, family, and socializing, as well as words having to do with household pets. Then you will enjoy a series of puzzles about relaxing indoors. These will include words about furniture, decorations, entertainment, and exercise. Finally, you will end the book with puzzles using words from the garage, the tool box, and your porch and garden.

In all, this volume includes 60 puzzles and may help you recall nearly 600 high-frequency words that are critical for daily communication.

The words in each puzzle grid may be found **forwards, horizontally, vertically, or diagonally**, but never backwards. Backwards orientations have been eliminated since the goal is to practice language use and retrieval in a fun but meaningful way (not to mix things up!).

If you find it distracting or difficult to hold this book open while you do the puzzles, consider cutting the page you are working on out of the book. Each puzzle has been designed with extra-wide margins to allow for the removal of pages.

Again, congratulations on your on-going program of brain fitness. Puzzles can be challenging, but your perseverance is something to be very proud of!

Best wishes,
A. C. Jones

A Good Night's Sleep

```
A L A R M C L O C K
M G D N A V K W M N
C E P A J A M A S I
B L W C L O B K H G
Q P A M A P L A E H
U H K T E I A D E T
I V E E S L N K T G
L O L A N L K T S O
T S P I L O E W T W
G U P M B W T G H N
```

PILLOW   SLEEP
QUILT   WAKE
BLANKET   ALARM CLOCK
SHEETS   PAJAMAS
BED   NIGHTGOWN

On the Nightstand

```
A D F K B K G P M V
M J O T P N L K E F
E O D R H J Q L W N
B P O Y O I Y E A N
W L W A T E R E L P
B O O U O F L N L H
M E D I C I N E E O
K T E Y P H O X T N
J N G L A S S E S E
L A M P H C B K O J
```

LAMP	PHONE
PHOTO	PEN
GLASSES	WALLET
KLEENEX	BOOK
WATER	MEDICINE

In the Bathroom

T	O	O	T	H	P	A	S	T	E
L	I	R	J	W	T	O	W	E	L	L
O	I	S	Z	K	O	H	Q	H	T
J	M	I	S	U	I	S	E	O	O
B	D	N	W	U	L	O	T	U	B
X	T	K	R	F	E	A	C	W	S
A	P	X	N	G	T	P	Y	A	H
T	O	O	T	H	B	R	U	S	H
U	B	W	A	T	O	I	N	H	E
S	H	O	W	E	R	V	K	U	B

TOWEL   TUB
SINK   SHOWER
SOAP   TOILET
TOOTHBRUSH   TISSUE
TOOTHPASTE   WASH

Your Hair Looks Great

```
C B L O W D R Y E R
H U S P H G N B S D
A W R O E A C O M B
I M A L O R S B W S
R I B C E A M B G P
S R R G Y R K Y L R
P R U J B V S P H N
R O S T Y L E I R L
A R H F C H R N I A
Y H B S H A M P O O
```

SHAMPOO	BRUSH
BLOW DRYER	COMB
CURLERS	MIRROR
PERM	BOBBY PIN
STYLE	HAIR SPRAY

Makeup & Skin Care

```
C P L I P S T I C K
O F A C E X G R M U
M C Q C V Z H K A W
P X B L U S H D S L
A N D N U M A Q C O
C N S R B C S M A T
T D B N O G U X R I
P O W D E R H L A O
Z B R U E C S K V N
E Y E S H A D O W C
```

FACE	LIPSTICK
POWDER	BLUSH
COMPACT	BRUSH
EYE SHADOW	LOTION
MASCARA	SERUM

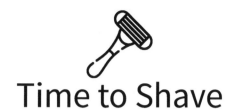

Time to Shave

```
C E L E C R C K G A
R T O W E L B C J F
E O V F S T I S N T
A W A T E R Q T T E
M B H R T A H R U R
T A S C D Z N A Q S
F Z E R V O B I Z H
A L A E N R K G A A
E E B R U S H H B V
B D L S A F E T Y E
```

BEARD   CREAM
RAZOR   WATER
ELECTRIC   BRUSH
SAFETY   TOWEL
STRAIGHT   AFTERSHAVE

Casual Clothes

```
S W E A T S H I R T T
V A Z T D B A I S G
S H O R T S E N C S
E U P A O T A E O H
L T O C D E L N M J
A S L K J M I O F E
S H V S Y H L I O A
T I E U C O P K R F
I R B I P R Z M T S
C T F T C O T T O N
```

T-SHIRT   COTTON
JEANS   SWEATSHIRT
SHORTS   TRACKSUIT
POLO   ELASTIC
CHINOS   COMFORT

For Cold & Rainy Weather

```
M W H P R C W A R M M
I O K W T Q O L T S
T F L E E C E A W C
T H M I T T Z L T A
E N E S W E A T E R
N X T R E H R V L F
S J N D M P C A W A
N W E O T A E M O E
G L O V E S L Q O S
L Z U M B R E L L A
```

COAT

MITTENS

GLOVES

SCARF

SWEATER

UMBRELLA

WOOL

FLEECE

THERMAL

WARM

Ladies' Wear

```
N E C K L A C E P T
L A S D I N L U R B
Y R T O C K E I P L
L R O Z T K S V D O
V I C K A B L C R U
I N K M B I R K E S
F G I H Z L R A S E
Z S N Q A P U R S E
L E G G I N G S B G
C G S K I R T K Y B
```

DRESS
SKIRT
BLOUSE
BRA
STOCKINGS

LEGGINGS
PURSE
NECKLACE
EARRINGS
MAKEUP

Men's Wear

```
A C P J E S U I B W
P A N T S H Y V U B
X N I J A C K E T O
Y U O P V L L F T X
S T B M D O A S O E
W I A R I N E S N R
C E W X I V G T D S
D U B V T E U H O Z
B E L T O J F I W N
C O L L A R N S N V
```

SUIT   VEST

TIE   BELT

JACKET   PANTS

BUTTON-DOWN   BOXERS

COLLAR   BRIEFS

The Shoe Rack

```
S A N D A L S B S S
W N V C I O C J L S
Y V E F N X S E I B
U A L A G Z E B P D
V N C R K H A O P N
D C R U R E L O E L
L K O C R Z R T R A
G O X F O R D S S C
G H E A F L A T S E
L O A F E R S Q T S
```

BOOTS   SNEAKERS
HEELS   VELCRO
FLATS   LACES
SANDALS   LOAFERS
SLIPPERS   OXFORDS

The Laundry Room

```
C X V Q W E A N K Q
L L F A Y A T X V N
O M E K B A S K E T
T Q H A V K F H Z C
H E W I N F O H E F
E S T A I N L A S R
S S V T O P D M A G
H O F R P U J P B T
E A I O L S H E R F
R P D R Y E R R X Y
```

CLEAN   CLOTHES
WASHER   HAMPER
DRYER   BASKET
SOAP   FOLD
STAIN   IRON

Cooking in the Kitchen

P	S	F	Z	D	K	V	E	N	J
A	M	I	C	R	O	W	A	V	E
N	K	T	B	W	V	S	N	O	A
S	L	B	I	F	R	I	D	G	E
M	I	J	U	M	N	O	F	B	Y
L	Z	S	S	Z	E	Z	F	J	N
M	K	T	I	V	O	R	D	E	B
X	O	O	N	A	H	L	V	Y	A
P	W	V	K	N	G	O	H	G	K
Y	Z	E	S	T	I	R	N	C	E

STOVE   PANS

OVEN   STIR

MICROWAVE   BAKE

FRIDGE   TIMER

POTS   SINK

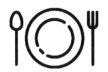

Set the Table

result
result17

```
X A P K Y C H M A K
K U L L N A P K I N
C H A F J L B N P I
V Q T W B O W L L F
T K E S S V O P A E
H P E P P E R Y C O
P J B O C H W K E D
T R U V E P R L M O
S P O O N O C E A S
Y H L A F S A L T P
```

PLACEMAT   PLATE
SPOON   BOWL
FORK   CUP
KNIFE   SALT
NAPKIN   PEPPER

Have Something to Drink

```
P I Q K K U J U A P
M G J U I C E I A Z
W A T E R E C D C I
U E J I E Z X F G E
G H O F I S O D A U
C B F T Z J D P K H
O O T Q E I M U G O
C I O C W A E Y C T
O C F E A G Z O D A
A S M O O T H I E N
```

ICE
WATER
SODA
SMOOTHIE
JUICE

HOT
TEA
COFFEE
COCOA
MUG

Coffee Time

```
G R I N D D Y F A H
O Q R O A S T I Z J
Z J X V W K N L L O
H A Z E L N U T D V
M U R W A T R E M A
C B L A C K Z R O N
H R B V Z R U S C I
A S E S U G A R H L
Z L N A R L S F A L
T P R Q M T C R X A
```

ROAST   CREAM
GRIND   SUGAR
BREW   HAZELNUT
FILTER   VANILLA
BLACK   MOCHA

A Cup of Tea

```
G R E E N K R F V L
L E A H O N E Y P V
D U B L Z S B U F A
E F S E K E T T L E
C X U A H P Y I E S
A Y O F E M U N M F
F T T E L A I E O D
P K T B G K H L N C
F S A A F W P I K Y
I E P G H E R B A L
```

KETTLE   HERBAL

LEAF   DECAF

BAG   HONEY

STEEP   LEMON

GREEN   MILK

The Spice Rack

```
A M N P A P R I K A
L N U T M E G B N G
L B A S P Z S A B C
S E R P F E H Y I A
P V E Z V A L L W Y
I P K O N E R E D E
C G L X L A U A V N
E C F H G T A F Y N
C I N N A M O N Q E
P R K A M B A S I L
```

PAPRIKA   CINNAMON
GARLIC   NUTMEG
BASIL   ALL SPICE
PEPPER   CLOVES
BAY LEAF   CAYENNE

Enjoy a Hearty Breakfast

```
C D E Z V X G V A R
E H A S H B R O W N
R O A E M C E R U O
E M K A U E A U F M
A B H F F H G S F E
L A U V F J B D V L
P N R A I S I N S E
Q A O Y N F R U I T
G N S O A T M E A L
P A N C A K E S L R
```

OMELET   OATMEAL
PANCAKES   RAISINS
HAM   CEREAL
HASHBROWN   MUFFIN
FRUIT   BANANA

Sandwich Fixings

```
B T O M A T O T A V
R U W Z V J A H Z O
E S C H E E S E Y N
A T K L M I U A E I
D A Q E A J M V T O
W I M T K O L O T N
M U S T A R D C U L
A C S U Y M E A B E
V P I C K L E D R T
Q D K E S P Z O E T
```

BREAD	LETTUCE
MAYO	TOMATO
MUSTARD	ONION
MEAT	PICKLE
CHEESE	AVOCADO

Seafood for Dinner

```
D S H R I M P K G M
Z E T F T S H P H D
O N I R R U L A E T
S A L M O N N D R I
S N A P P E R A R S
H U P C L W T C I H
C V I R P U D R N M
O S A A O K Z A G P
D Y Q R N M E B Z M
T E T C A T F I S H
```

SALMON	SNAPPER
TILAPIA	TROUT
TUNA	CRAB
COD	SHRIMP
CATFISH	HERRING

Meat in the Freezer

```
G R O U N D B E E F
U P O R K C H O P W
R J X Y Z N A K W C
C H S I O P M V J H
H S W T B A C O N I
I A T B E E H K R C
K U Y H P A O Z X K
M E R I B S K P N E
L R C T U R K E Y N
E K S A U S A G E U
```

CHICKEN   HAM
TURKEY   BACON
STEAK   RIBS
PORK CHOP   SAUSAGE
GROUND BEEF   MUTTON

In the Fridge

```
Y U Q L B U T T E R
O T T R L W A U Q L
G S G C H E E S E E
U G T J M R Y M A F
R J U I C E V I B T
T I L K E X O L U O
M E U Z G Q T K F V
D T V E G G I E S E
T B L R S C P J G R
F R I D G E I K O S
```

FRIDGE   CHEESE
MILK   LEFTOVERS
JUICE   BUTTER
EGGS   DELI MEAT
YOGURT   VEGGIES

In the Pantry

P	Z	P	J	T	A	Z	W	F	H
O	B	E	N	R	U	I	L	R	B
T	A	H	C	N	P	A	S	T	A
A	O	T	S	Q	E	F	E	A	Z
T	E	L	S	M	C	R	I	C	E
O	Z	T	N	F	A	P	H	Z	S
E	G	R	Y	O	N	S	Z	T	U
S	O	Q	P	W	S	K	A	Q	G
C	I	H	F	L	O	U	R	L	A
G	L	P	D	B	E	A	N	S	R

FLOUR   BEANS
SUGAR   POTATOES
OATS   RICE
CORNMEAL   OIL
PASTA   CANS

Everyday Bread

```
W H I T E H C T O A
R S O U R D O U G H
F N E L U B A Z T E
C H J B I S C U I T
T W H E A T G H M T
O F R Z E S C B O R
A D G H L N Q A H Y
S B T L E W H G U E
T C O R N B R E A D
N R F K W H A L T L
```

WHEAT   TOAST

WHITE   BAGEL

RYE   BISCUIT

FRENCH   ROLLS

SOURDOUGH   CORNBREAD

Baking in the Oven

```
C R C D P J K Z Y O
A Q O R B R E A D P
S Z O P I E M S R R
S R K A Z Z E L O E
E B I O O I R W A H
R M E C N E B R S E
O U S W J N R H T A
L R O N B F O I L T
E R E C O K I E W N
B P I Z Z A L R B D
```

PIE   CASSEROLE
COOKIES   ROAST
BROWNIES   PRE-HEAT
BREAD   FOIL
PIZZA   BROIL

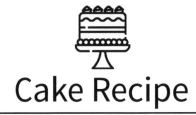

Cake Recipe

```
B U V A N I L L A M M
A C F R S M D R G F
K A H J P I J A S R
I O S O F L O U R O
N G A V C K S L E S
G Y L B Y O R H G T
S J T S U G L K G I
O B U T T E R A S N
D Y Z J N T J B T G
A S U G A R K U O E
```

CHOCOLATE   BAKING SODA
BUTTER   MILK
FLOUR   VANILLA
SUGAR   EGGS
SALT   FROSTING

Doing the Dishes

```
K S C D Y W I P E J
A C X I N Z U P A Z
D R Y S O E A K E S
N U W H R R B S W G
O B J E C J S O A P
S P R S A Z E G K T
C A E I P R J A C O
R D W V N E O R S W
P E Q H P S L Z O E
K S P O N G E K A L
```

DISHES   SCRUB PAD
SCRAPE   RINSE
SOAK   WIPE
SOAP   DRY
SPONGE   TOWEL

People You Know

```
G R A N D K I D S M
N C D J R I W I F E
E D O K P N F R D H
I A B W Y U I N A F
G U I E O W D E U R
H G N F N R U P C I
B H D O A L K H X E
O T S I L P J E V N
R E F D W H T W R D
S R H U S B A N D S
```

NEIGHBORS	GRANDKIDS
COWORKERS	NIECE
FRIENDS	NEPHEW
SON	HUSBAND
DAUGHTER	WIFE

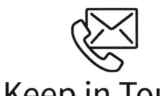

Keep in Touch

```
Y P H S E N D T W J
C N B T M F Z E R B
P E F T A E M A I L
S U N L S L C H T L
T P D V L K Z T E E
A F A C E B O O K T
M T W R V L A F B T
P A C A L L O K F E
N L K L B D K P U R
O K R T P H O N E W
```

PHONE	WRITE
CALL	LETTER
TALK	ENVELOPE
EMAIL	STAMP
FACEBOOK	SEND

Have a Party

```
D S F R I E N D S U
A Z O Y N P G L U C
N A M D S G Y E R P
C V Z F A M I L Y E
E J L I N V T Z K I
C H I P S E D A V N
M P K I F N C P W V
F D H F M P Q E N I
J N U F M U S I C T
E B A L L O O N S E
```

FRIENDS   BALLOONS
FAMILY   SODA
INVITE   CHIPS
MUSIC   BUFFET
DANCE   CAKE

Household Pets

M	F	E	E	D	T	D	S	Z	B
E	T	S	Q	O	R	V	E	T	S
D	R	A	C	F	E	M	T	P	K
I	F	I	S	H	A	E	O	T	R
C	G	E	J	D	T	D	S	A	V
I	W	B	R	U	S	H	L	F	E
N	A	I	Q	Y	J	L	J	V	D
E	B	E	C	U	O	S	D	E	O
Z	C	A	T	C	M	P	H	L	G
R	G	W	O	L	I	Z	W	R	I

DOG   BRUSH
CAT   TREATS
FISH   FEED
BIRD   VET
COLLAR   MEDICINE

It's a Dog's Life

```
N M V K Q P R O O Y
V T R A I N A N F N
O A C T W A L K E P
P Z A G U Z K L T Z
W G N C T P B D C B
J R I O O B F U H O
K O N R I A I N E N
A O E K S B W A C E
B M C H E W T O Y J
P U P P Y T K U J E
```

CANINE   FETCH
PUPPY   CHEW TOY
PARK   GROOM
WALK   BONE
TRAIN   KIBBLE

Cats Are Purr-fect

```
R Z O K P U R R M C
L I T T E R B O X A
C X O C Y F R L E N
A E W A U E C F T N
T Z E N I L X E R E
N H R R K I U A U D
I T R M D N Y I C F
P A O U R E F N M O
C A Y K I T T E N O
S C R A T C H E R D
```

FELINE   YARN
KITTEN   CATNIP
LITTERBOX   PURR
SCRATCHER   CARRIER
CANNED FOOD   TOWER

In the Aquarium

```
Y P D E C A S T L E
M L C Q R Z F V A U
F A W A T E R R Q V
A N H F V K M T U P
V T E I S E T F A L
E S P L N D M I R C
L V W T J W K S I W
T O F E S O H H U A
B S G R A V E L M T
A I R P U M P B N E
```

FISH   PLANTS
BOWL   CASTLE
AQUARIUM   CAVE
WATER   FILTER
AIR PUMP   GRAVEL

Birds of a Feather

```
C O C K A T I E L E L E
E C I Q G A C B T D
F P A R R O T U C L
B I E N U H T D D O
U C N O A R R G L V
R A X C T R E I P E
D G W O H X Y E E B
O E F F E E D E R I
F A K C H R T L C R
B I R D S E E D H D
```

PARROT	CANARY
BUDGIE	CAGE
LOVEBIRD	PERCH
COCKATIEL	BIRDSEED
FINCH	FEEDER

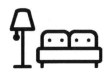

Relax in the Living Room

```
X T Z W S O F A H S
P C G U V I Z M O T
C H A I R H T G A E
R K D F A A Y K I R
R F I R E P L A C E
E S R L T P G R T O
M H U A E Z L U V E
O L G C U S H I O N
T O R F Y M O C L H
E M A G A Z I N E U
```

SIT
SOFA
CHAIR
CUSHION
RUG

TV
REMOTE
MAGAZINE
STEREO
FIREPLACE

Cozy by the Fireplace

```
S K O A E L W A R M
T I L N M I R U Z G
O N C D B R I C K R
N D F I V K L N E Y
E L P R P E H K T L
Z I S O T N O A Y X
P N H N V P Y N M S
K G A D M Z W O O D
R M A T C H E S F L
F L A M E B R K A N
```

MANTEL   MATCHES
BRICK   WOOD
STONE   KINDLING
ANDIRON   FLAME
POKER   WARM

Enjoy Some TV

```
S Y A O H Z Y F T I
P D C M U O N C A O
O J T D L T S E L V
R C O M E D Y T K I
T E R U A G J A S R
S M I J E Y M A H M
S O A P S A F M O N
T V T F R L K S W E
A I E D H P C T R W
S E C H A N N E L S
```

CHANNEL   TALK SHOW
COMEDY   HOST
DRAMA   MOVIE
SPORTS   ACTOR
SOAPS   NEWS

Play the Stereo

R	S	O	N	G	B	X	D	K	U
S	P	E	A	K	E	R	S	L	V
B	F	Z	J	C	O	Q	U	V	P
J	I	K	I	C	L	K	N	O	B
T	L	S	E	R	Z	R	D	L	S
T	U	R	B	E	A	I	C	U	R
M	K	O	D	M	G	O	U	M	A
K	P	A	V	O	R	S	J	E	D
S	B	U	T	T	O	N	R	E	I
M	S	C	D	E	K	N	O	R	O

MUSIC   SPEAKERS
SONG   VOLUME
CD   KNOB
RADIO   BUTTON
RECORD   REMOTE

Types of Music

```
N E W A G E Z A V K
S C Y B F R D N S P
O K F I A Z O M H L
U V P G J B L U E S
L A T B A E C P Q G
F W P A Z L S Z N H
L O E N Z O R O C K
P A B D G K C Q W A
G R C O U N T R Y Z
C L A S S I C A L R
```

CLASSICAL   COUNTRY
BIG BAND   ROCK
JAZZ   POP
BLUES   GOSPEL
SOUL   NEW AGE

Play Cards

```
G I N R U M M Y F O
W I E U O S W T N U
T H U P I O M U Y L
A G C G H L Z D C H
I O H V E I G H T S
R F R Z O T D C Q P
H I E H E A R T S O
R S G R Z I E G R K
E H C U A R P A Q E
B R I D G E W C H R
```

HEARTS   UNO

WAR   GO FISH

SOLITAIRE   GIN RUMMY

EIGHTS   POKER

BRIDGE   EUCHRE

Sewing Basket

```
B K U B B I V S T F
B U R U L E R K H N
O Q T C H O S R I E
B K H T S I A C M E
B P X S O F S H B D
I B I C H N L A L L
N C M N N H S L E E
S A E R S O U K B S
S E A M R I P P E R
M J U L T H R E A D
```

SCISSORS   PINS
CHALK   THREAD
SEAM RIPPER   BUTTONS
NEEDLES   BOBBINS
THIMBLE   RULER

Antiques & Collectibles

```
C K M G E R U H C E
E O C L O C K S W B
C E R A M I C S S O
Q Z J S K F S N G O
T C L S V P G M R K
O V K W M I L A C S
Y I Q A S W S P Z R
S M T R V O B S G Q
I S T E Y C O I N S
B U C K L E S K J P
```

COINS	GLASSWARE
STAMPS	TOYS
CLOCKS	BOOKS
CERAMICS	MAPS
SIGNS	BUCKLES

Hot & Cold

```
R A D I A T O R H T
N G N O V F A N A R
F A E S E N L T B D
U K H N G E S V R Q
R B E I E O H E D B
N S A N M R K N H O
A G T R Z U A T V I
C V E B G A S T B L
E H R D N V E Y O E
T E L E C T R I C R
```

HEATER   FAN
RADIATOR   VENT
THERMOSTAT   ELECTRIC
GENERATOR   GAS
FURNACE   BOILER

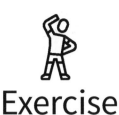

Exercise

S	D	P	U	S	H	R	E	L	T
B	C	L	H	E	V	C	U	J	H
L	E	G	S	L	N	T	F	R	E
G	H	P	Y	A	R	M	S	H	R
P	V	N	L	U	J	S	C	A	A
Y	U	A	L	H	G	T	W	N	P
M	B	H	I	Q	E	N	V	D	Y
O	E	D	F	R	N	E	O	S	B
V	C	K	T	F	V	A	B	S	H
E	M	S	Z	G	B	E	N	D	V

STRETCH   BALANCE

MOVE   ARMS

LIFT   LEGS

BEND   HANDS

PUSH   THERAPY

At the Window

```
L C T R S C O R D V
S V I E H T R N S P
H A C O A V U G Q E
U L T N D I E L J H
T I O L E E S A I P
T S S C P W L S C T
E P G L K A B S S F
R B L I N D S Z I D
S R O A F J D E L E
C U R T A I N S L H
```

GLASS	AIR
CURTAINS	VIEW
SHADE	LOCK
BLINDS	SHUTTERS
CORD	SILL

On the Wall

```
W L P V H O O K S F
A C A B I N E T L C
L W I C F M P E Z A
L R N G W T H K Q L
P F T A E S C H S E
A M I R R O R O A N
P F N R Z V T D R D
E T G S N O M K T A
R C N Y H P D N W R
H U Z P S W I T C H
```

WALLPAPER	CALENDAR
PHOTOS	SHELF
PAINTING	HOOKS
ART	CABINET
MIRROR	SWITCH

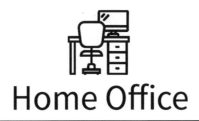

Home Office

N G U C J P W S U A
O P Z O H P A P E R
A K R M D A Q K S P
L A M P A G I E N H
S R O U P L A R P O
W R I T E H S W R N
F I Y E R E B O O E
E W H R L O M R I K
S C N I D E S K Q E
K Z F R H M P E N O

PHONE   WORK
DESK   FILES
CHAIR   PEN
LAMP   PAPER
WRITE   COMPUTER

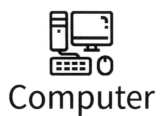

Computer

```
K V C P R I N T E R
E S Y O K T H Q J D
Y K R L M C P L U G
B C E F P P S V O S
O L M C U R U R I A
A I T N E O X T J V
R C A S B G R K E E
D K U S C R E E N R
E O Z D K A T Y P E
M F R I A M O L B G
```

COMPUTER   PROGRAM
SCREEN   MOUSE
KEYBOARD   CLICK
TYPE   PRINTER
SAVE   PLUG

The Car in the Garage

B	S	T	G	M	K	I	R	S	C
L	E	B	T	R	U	N	K	A	E
C	A	R	D	O	O	R	H	F	A
T	T	P	D	K	D	S	I	E	N
E	S	N	R	A	E	O	N	T	O
O	J	D	I	U	O	Y	B	Y	O
T	G	B	V	A	E	T	S	B	R
I	H	A	E	N	G	I	N	E	L
R	B	K	S	H	B	O	E	L	Y
E	O	S	T	E	E	R	C	T	Q

KEYS   SEATS

GAS   SAFETY BELT

ENGINE   TIRE

DRIVE   CAR DOOR

STEER   TRUNK

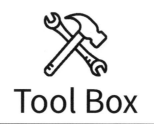

Tool Box

B	L	B	F	D	T	B	V	O	N
O	C	Q	X	R	A	O	D	M	S
L	S	A	W	I	L	N	O	A	H
T	H	U	F	L	T	Q	R	L	W
S	R	N	P	L	I	E	R	S	S
A	U	C	N	S	M	U	E	C	L
J	L	O	D	M	U	H	I	R	O
N	E	F	A	W	O	F	V	E	Q
V	R	H	N	A	I	L	S	W	D
W	R	E	N	C	H	T	R	S	W

TOOLS   DRILL
HAMMER   NAILS
WRENCH   SCREWS
PLIERS   BOLTS
SAW   RULER

The Utility Drawer

```
R U B B E R B A N D
F L A S H L I G H T T
S N T R H C S S O S
C P T T N A N Y L T
I U E G A I R Z M A
S H R V Z P D P V P
S V I P R H E G I L
O M E I B T A L M E
R Q S Z M E N U S R
S P E N C I L E M G
```

SCISSORS	GLUE
STAPLER	TAPE
RUBBER BAND	SHARPIE
FLASHLIGHT	PENCIL
BATTERIES	MENUS

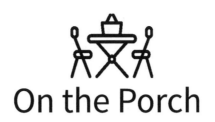

On the Porch

```
F L O W E R S U H Z
T S G R L L F L A G
W I N D C H I M E S
D R S F C W U N L W
O Q I N A E M L C I
O Y E T V N I O H N
R B L A J R D K A G
M V N B G A V B I R
A T W L I H J E R S
T Y L E M O N A D E
```

FLAG   CHAIR
FLOWERS   TABLE
DOOR MAT   BENCH
LEMONADE   SWING
WIND CHIMES   GRILL

Lawn & Tree Care

S	P	R	I	N	K	L	E	R	P
L	A	I	S	B	M	O	L	S	B
Z	T	R	I	M	O	K	E	M	W
T	P	L	H	I	W	R	A	E	E
G	R	E	E	N	B	G	V	R	A
Q	A	E	W	L	I	T	E	A	V
L	I	U	E	W	S	R	S	K	W
F	E	R	T	I	L	I	Z	E	R
M	K	R	L	E	A	U	K	S	V
G	R	A	S	S	D	W	X	M	E

MOW   RAKE

GRASS   LEAVES

GREEN   TWIG

FERTILIZER   TREE

SPRINKLER   TRIM

Fruit Trees

```
F  B  U  A  K  R  W  L  R  Z
L  E  M  O  N  P  C  I  P  A
B  R  R  Y  W  E  H  M  L  P
P  O  G  F  T  A  V  E  U  P
V  E  I  M  H  R  L  T  M  I
A  N  A  V  O  C  A  D  O  H
P  F  H  C  N  D  V  F  N  L
P  E  I  C  H  E  R  R  Y  D
L  N  K  G  O  R  A  N  G  E
E  A  V  O  C  U  A  L  J  Q
```

APPLE	CHERRY
LEMON	PEAR
LIME	PLUM
ORANGE	FIG
PEACH	AVOCADO

Garden Tools

```
C U L T I V A T O R
U D R Z K L D T G E
I A G C E H F O R K
H O E W A O E Q W S
K M O C N S G H R G
L R A L D E L A V L
T C S H O V E L T O
C A V L V H U Q O V
Z R M X S W O N A E
O T R E L L I S P S
```

TROWEL   SHOVEL
CART   FORK
GLOVES   CULTIVATOR
SHEARS   HOSE
HOE   TRELLIS

Start an Herb Garden

```
G A R L I C D M P F
X B J F N Z E T A Q
U A R O S E M A R Y
T S V I M H W E S O
H I R Y K L G P L R
O L H D T A F M E E
M T S N S R N I Y G
V W I C H I V E S A
E M R S L E Y N R N
C I L A N T R O H O
```

BASIL   MINT
OREGANO   PARSLEY
ROSEMARY   CILANTRO
THYME   CHIVES
SAGE   GARLIC

Grow Fruits & Veggies

```
S T R A W B E R R Y
B E E T S V E K W P
V C L O E Q X A Y E
S O K M C H U C N A
P R Z A O I B A Q S
R N K T L W R D S T
G Q J O N E P P R H
W A T E R M E L O N
F W R S V R Y J M C
J Z P E P P E R S O
```

TOMATOES	PEAS
PEPPERS	CORN
SQUASH	BEETS
STRAWBERRY	BEANS
WATERMELON	KALE

Plant Beautiful Flowers

S	U	N	F	L	O	W	E	R	U
E	F	C	R	O	C	U	S	T	M
E	I	E	J	A	L	D	E	F	A
D	S	U	H	P	A	C	P	L	R
S	D	T	I	Y	J	Y	O	O	I
B	U	L	B	S	S	C	P	R	G
O	U	D	G	N	E	I	P	U	O
T	I	H	A	L	I	L	Y	W	L
N	E	P	L	R	B	Q	C	M	D
D	A	F	F	O	D	I	L	Y	H

BULBS   SEEDS
DAFFODIL   MARIGOLD
TULIP   POPPY
CROCUS   PANSY
LILY   SUNFLOWER

SOLUTIONS

Page 4: A Good Night's Sleep

```
A L A R M C L O C K
M G D N A V K W M N
C E P A J A M A S I
B L W C L O B K H G
Q P A M A P L A E H
U H K T E I A D E T
I V E E S L N K T G
L O L A N L K T S O
T S P I L O E W T W
G U P M B W T G H N
```

Page 5: On the Nightstand

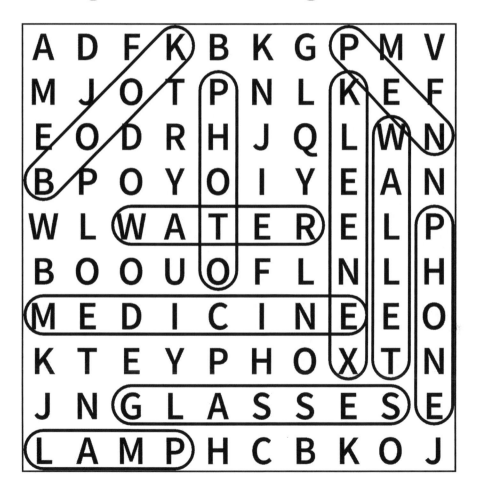

Page 6: In the Bathroom

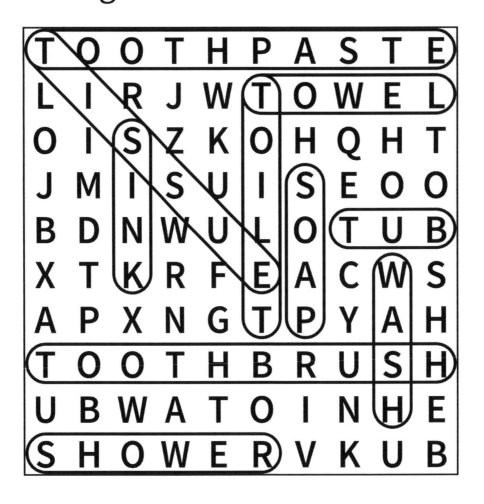

Page 7: Your Hair Looks Great

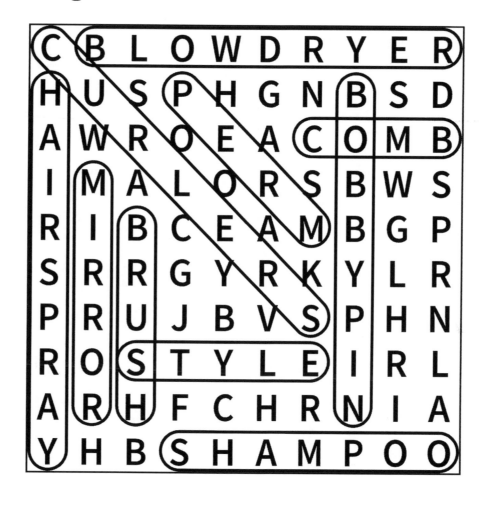

Page 8: Makeup & Skin Care

```
C P L I P S T I C K
O F A C E X G R M U
M C Q C V Z H K A W
P X B L U S H D S L
A N D N U M A Q C O
C N S R B C S M A T
T D B N O G U X R I
  P O W D E R H L A O
Z B R U E C S K V N
E Y E S H A D O W C
```

Page 9: Time to Shave

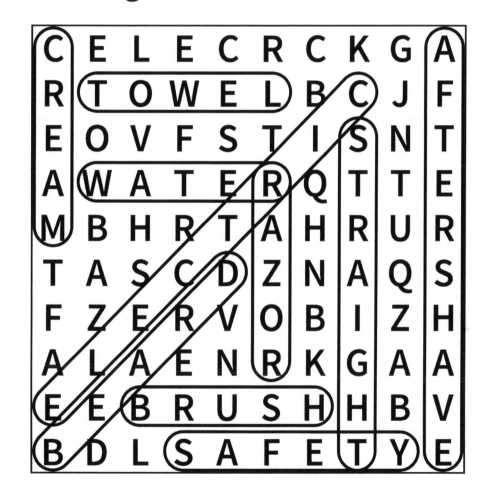

Page 10: Casual Clothes

```
S W E A T S H I R T
V A Z T D B A I S G
S H O R T S E N C S
E U P A O T A E O H
L T O C D E L N M J
A S L K J M I O F E
S H V S Y H L I O A
T I E U C O P K R F
I R B I P R Z M T S
C T F T C O T T O N
```

Page 11: For Cold & Rainy Weather

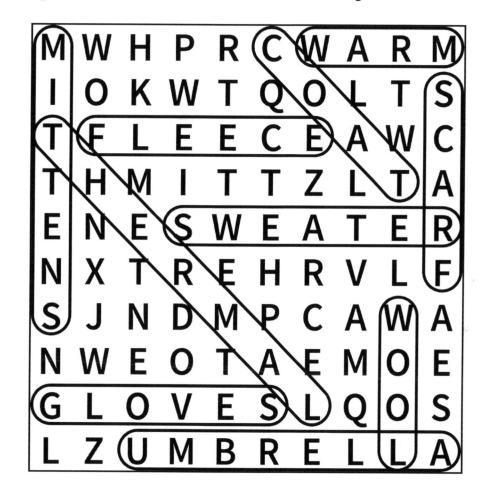

Page 12: Ladies' Wear

```
N E C K L A C E P T
L A S D I N L U R B
Y R T O C K E I P L
L R O Z T K S V D O
V I C K A B L C R U
I N M B I R K E S
F G I H Z L R A E
Z S N Q A P U R S E
L E G G I N G S B G
C G S K I R T K Y B
```

Page 13: Men's Wear

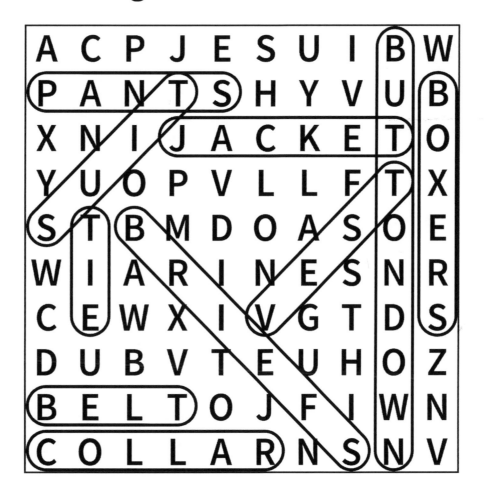

Page 14: The Shoe Rack

```
S A N D A L S B S S
W N V C I O C J L S
Y V E F N X S E I B
U A L A G Z E B P D
V N C R K H A O P N
D C R U R E L O E L
L K O C R Z R T R A
G O X F O R D S S C
G H E A F L A T S E
L O A F E R S Q T S
```

Page 15: The Laundry Room

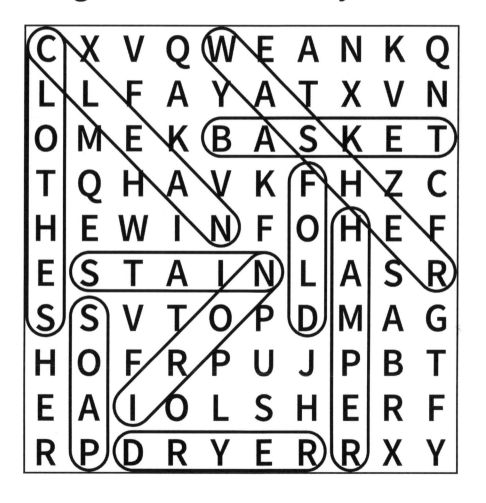

Page 16: Cooking in the Kitchen

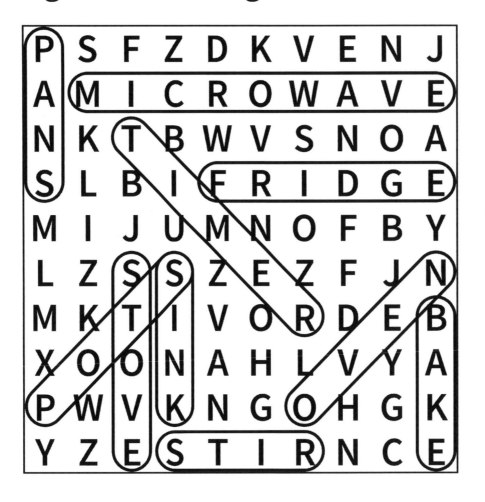

Page 17: Set the Table

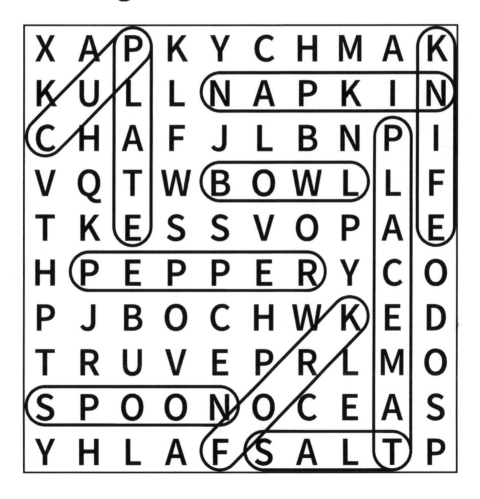

Page 18: Have Something to Drink

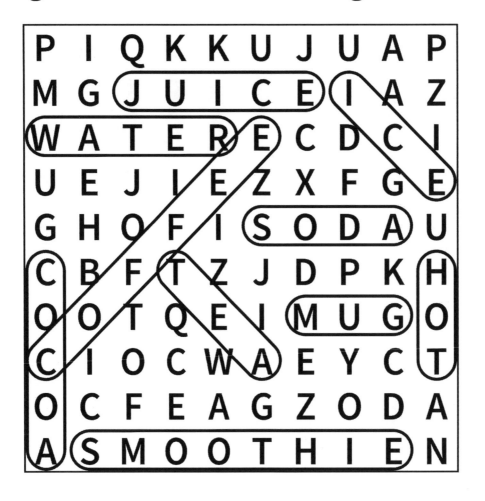

Page 19: Coffee Time

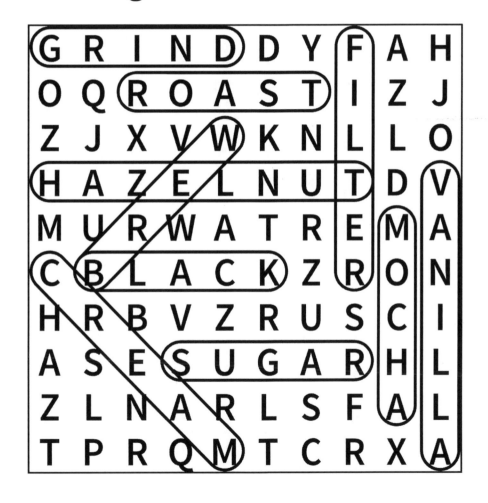

Page 20: A Cup of Tea

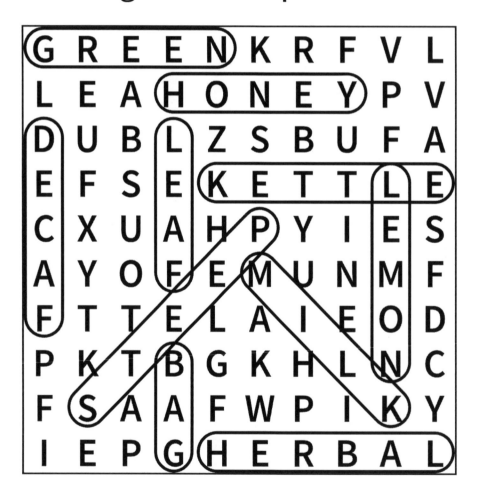

Page 21: The Spice Rack

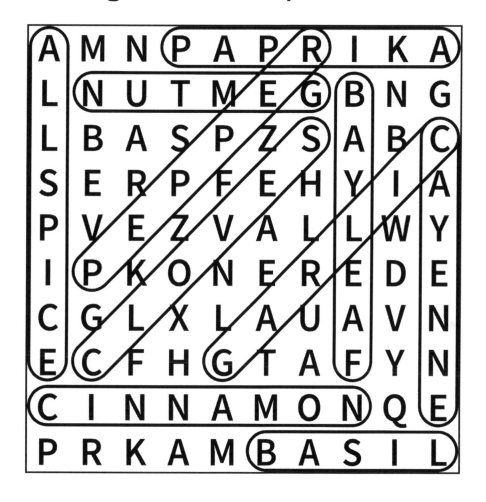

Page 22: Enjoy a Hearty Breakfast

```
C D E Z V X G V A R
E H A S H B R O W N
R O A E M C E R U O
E M K A U E A U F M
A B H F F H G S F E
L A U V F J B D V L
P N R A I S I N S E
Q A O Y N F R U I T
G N S O A T M E A L
P A N C A K E S L R
```

Page 23: Sandwich Fixings

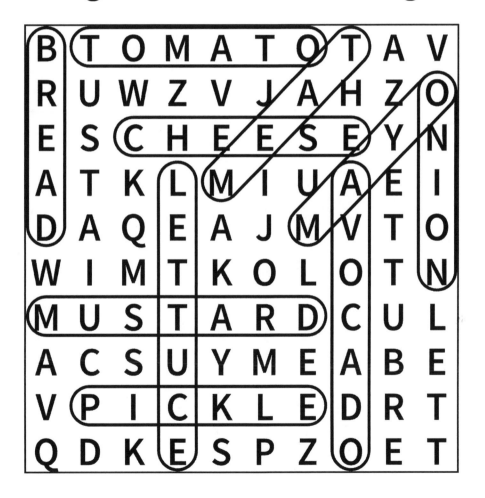

Page 24: Seafood for Dinner

```
D S H R I M P K G M
Z E T F T S H P H D
O N I R R U L A E T
S A L M O N N D R I
S N A P P E R A R S
H U P C L W T C I H
C V I R P U D R N M
O S A A O K Z A G P
D Y O R N M E B Z M
T E T C A T F I S H
```

Page 25: Meat in the Freezer

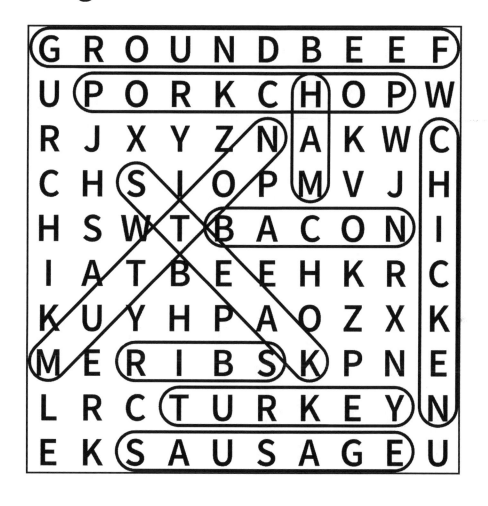

Page 26: In the Fridge

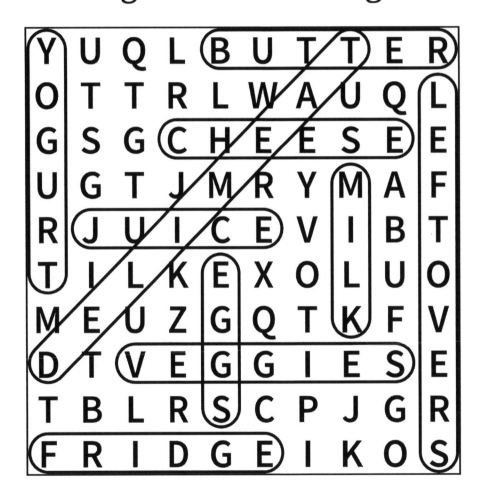

Page 27: In the Pantry

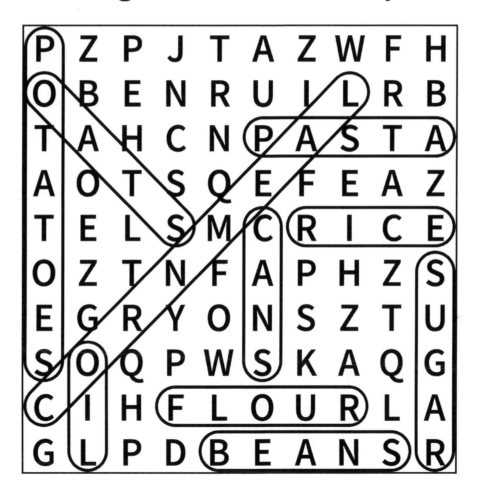

Page 28: Everyday Bread

```
W H I T E H C T O A
R S O U R D O U G H
F N E L U B A Z T E
C H J B I S C U I T
T W H E A T G H M T
O F R Z E S C B O R
A D G H L N Q A H Y
S B T L E W H G U E
T C O R N B R E A D
N R F K W H A L T L
```

Page 29: Baking in the Oven

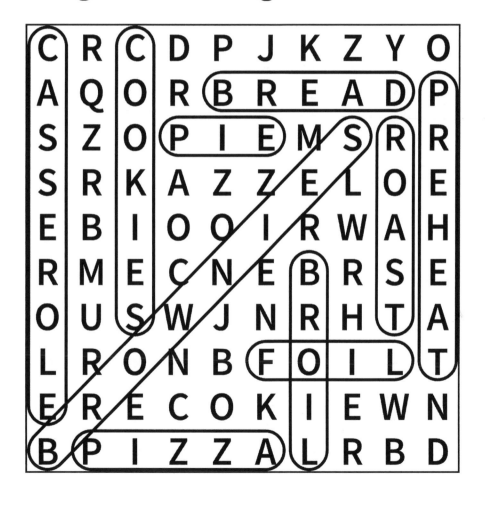

Page 30: Cake Recipe

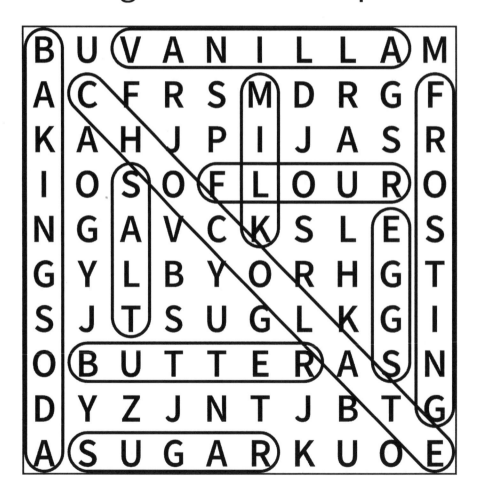

Page 31: Doing the Dishes

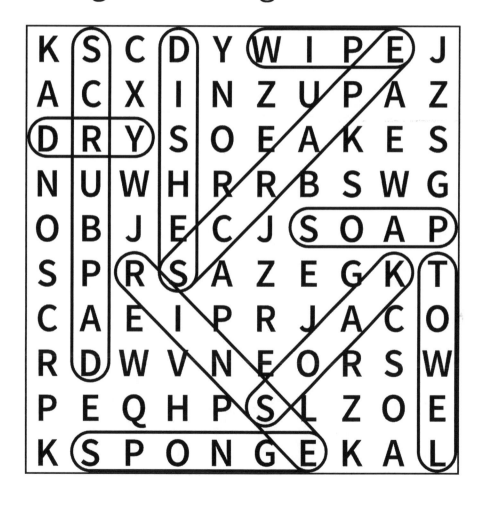

Page 32: People You Know

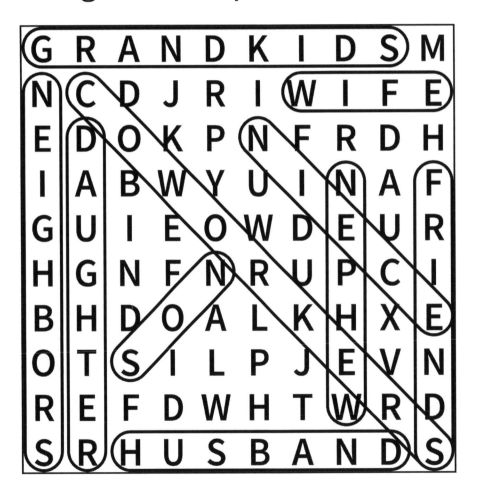

Page 33: Keep in Touch

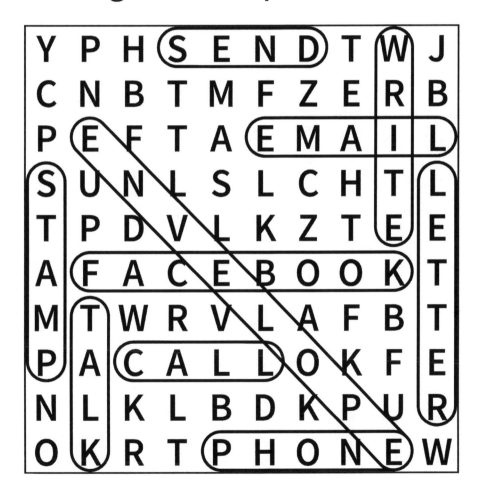

Page 34: Have a Party

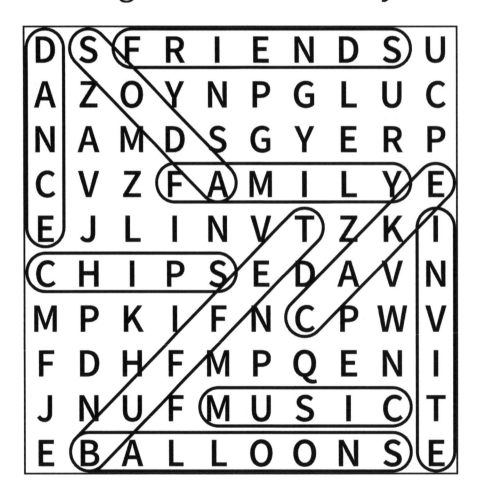

Page 35: Household Pets

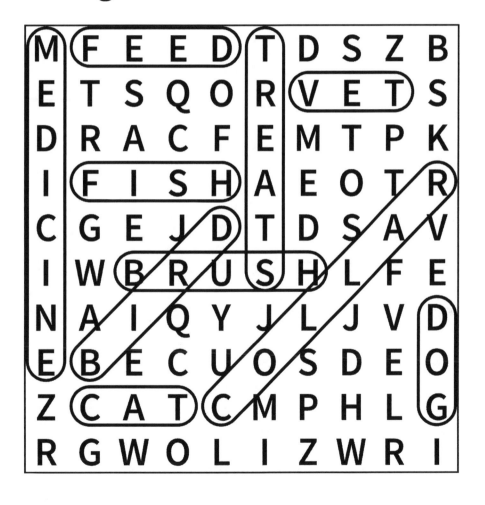

Page 36: It's a Dog's Life

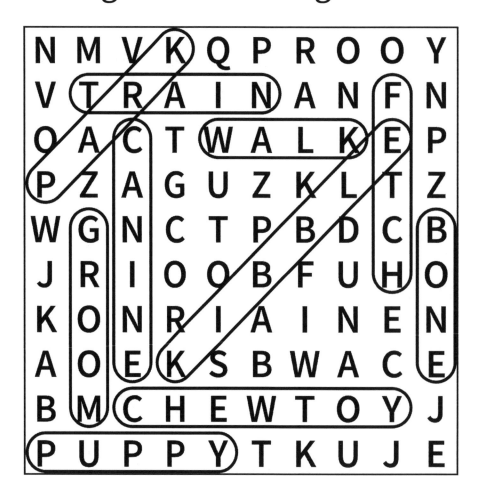

Page 37: Cats are Purr-fect

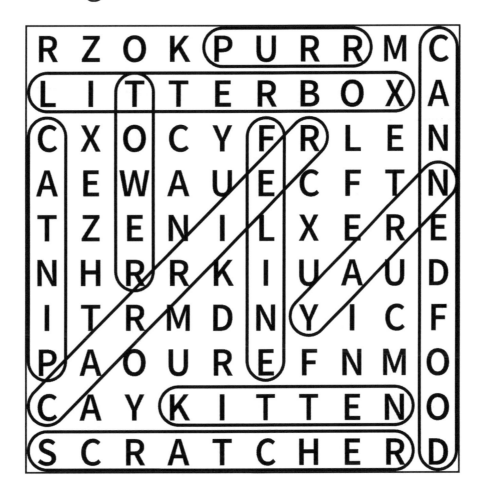

Page 38: In the Aquarium

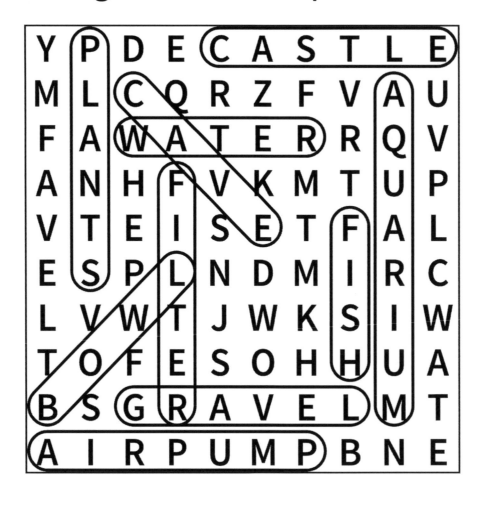

Page 39: Birds of a Feather

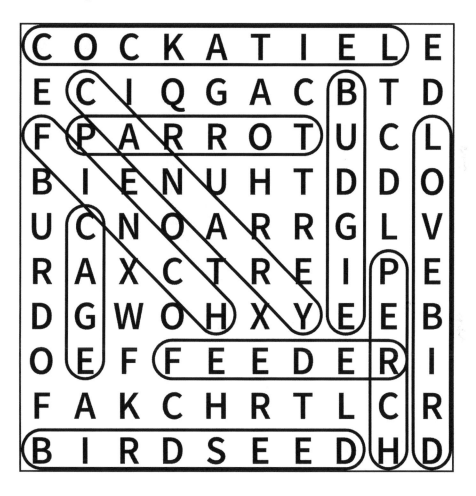

Page 40: Relax in the Living Room

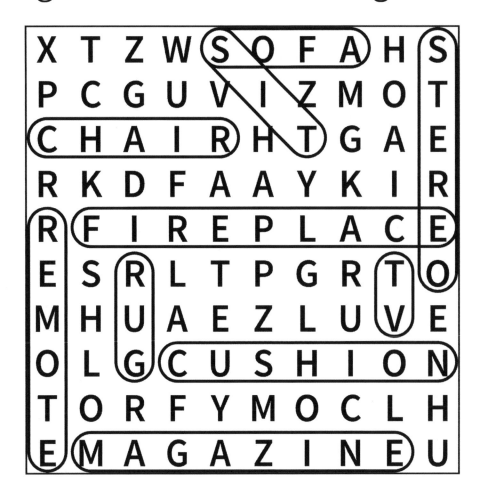

Page 41: Cozy by the Fireplace

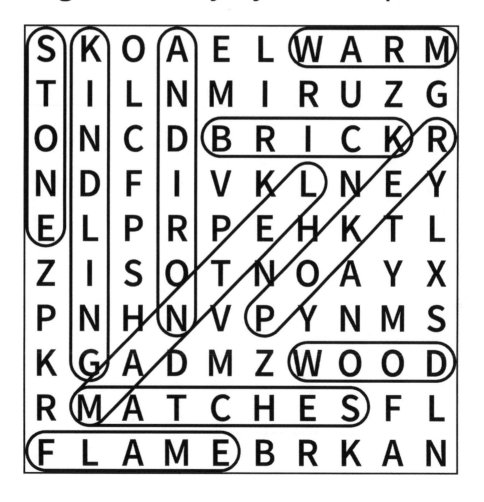

Page 42: Enjoy Some TV

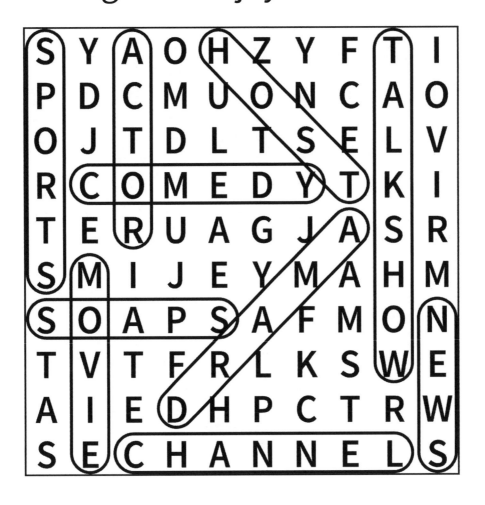

Page 43: Play the Stereo

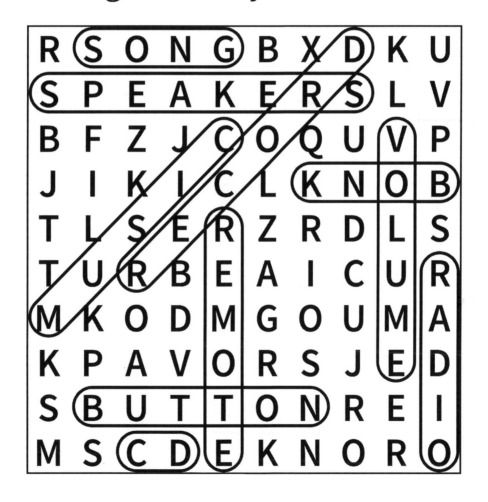

Page 44: Types of Music

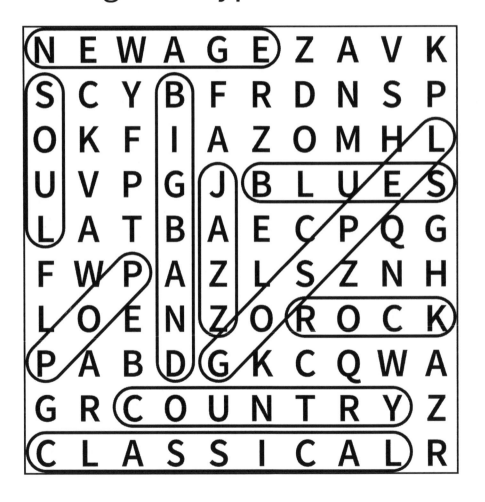

Page 45: Play Cards

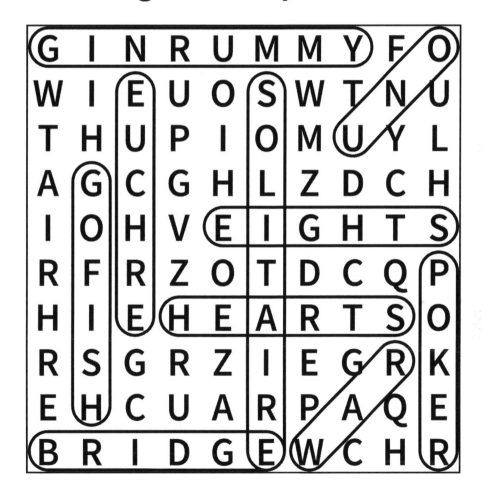

Page 46: Sewing Basket

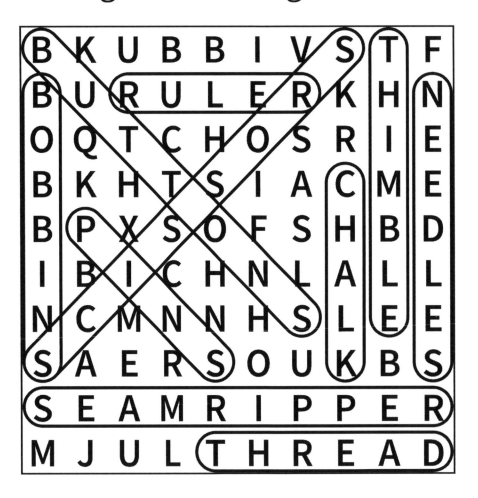

Page 47: Antiques & Collectibles

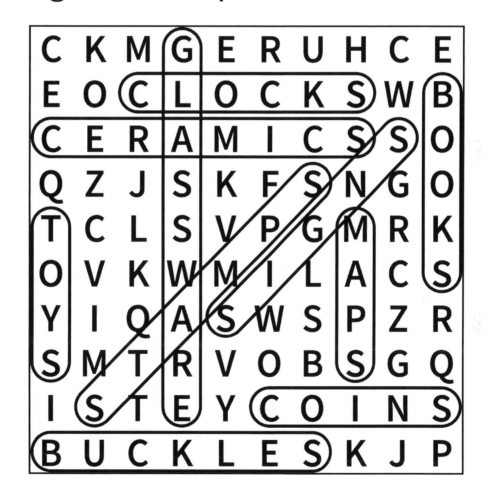

Page 48: Hot & Cold

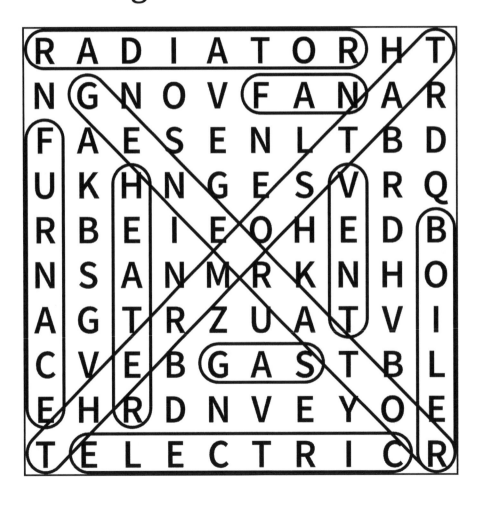

Page 49: Exercise

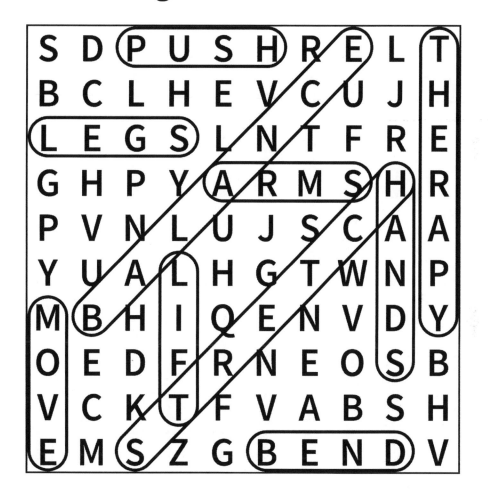

Page 50: At the Window

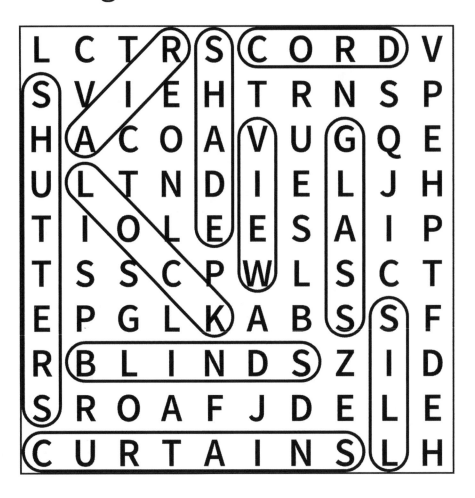

Page 51: On the Wall

```
W  L  P  V  H  O  O  K  S  F
A  C  A  B  I  N  E  T  L  C
L  W  I  C  F  M  P  E  Z  A
L  R  N  G  W  T  H  K  Q  L
P  F  T  A  E  S  C  H  S  E
A  M  I  R  R  O  R  O  A  N
P  F  N  R  Z  V  T  D  R  D
E  T  G  S  N  O  M  K  T  A
R  C  N  Y  H  P  D  N  W  R
H  U  Z  P  S  W  I  T  C  H
```

Page 52: Home Office

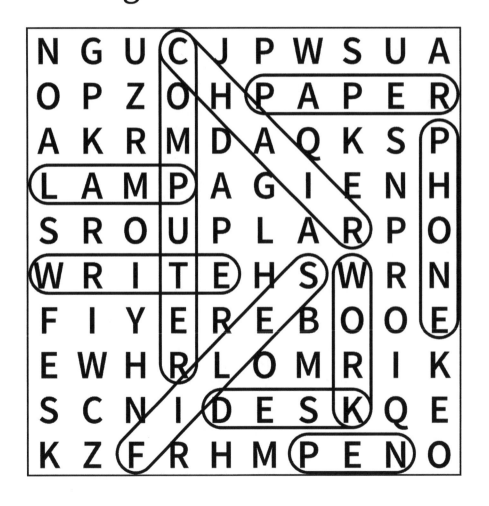

Page 53: Computer

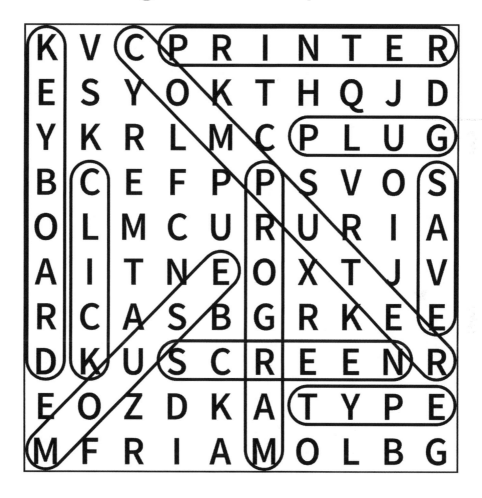

Page 54: The Car in the Garage

```
B S T G M K I R S C
L E B T R U N K A E
C A R D O O R H F A
T T P D K D S I E N
E S N R A E O N T O
O J D I U O Y B Y O
T G B V A E T S B R
I H A E N G I N E L
R B K S H B O E L Y
E O S T E E R C T Q
```

Page 55: Tool Box

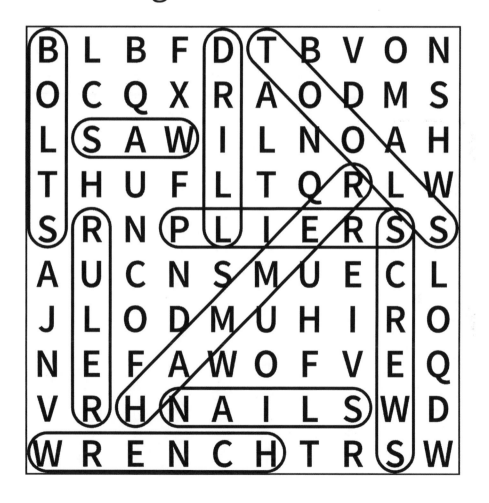

Page 56: The Utility Drawer

```
R U B B E R B A N D
F L A S H L I G H T
S N T R H C S S O S
C P T T N A N Y L T
I U E G A I R Z M A
S H R V Z P D P V P
S V I P R H E G I L
O M E I B T A L M E
R Q S Z M E N U S R
S P E N C I L E M G
```

Page 57: On the Porch

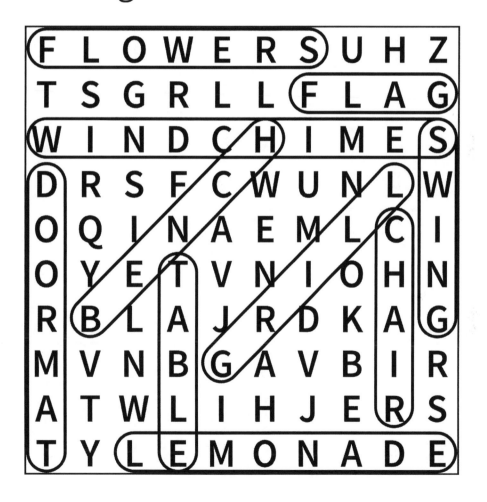

Page 58: Lawn & Tree Care

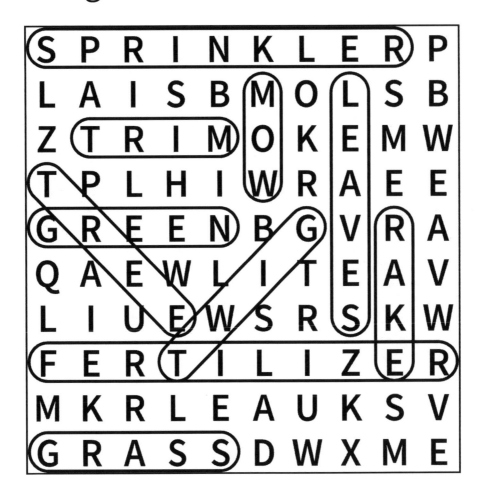

Page 59: Fruit Trees

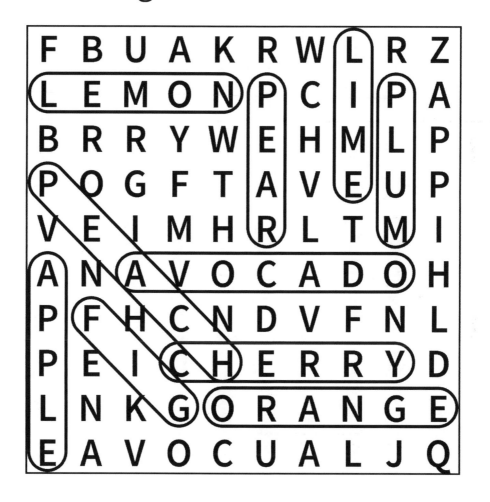

Page 60: Garden Tools

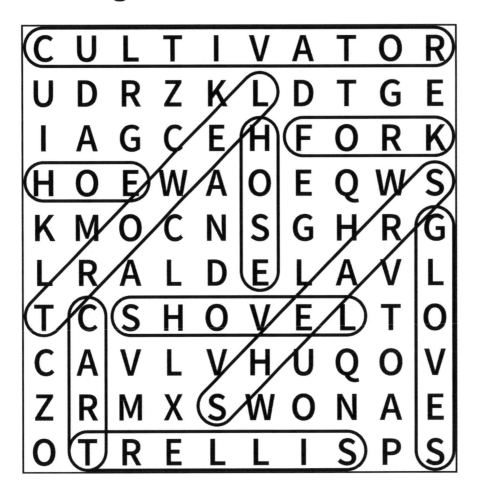

Page 61: Start an Herb Garden

```
G A R L I C D M P F
X B J F N Z E T A Q
U A R O S E M A R Y
T S V I M H W E S O
H I R Y K L G P L R
O L H D T A F M E E
M T S N S R N I Y G
V W I C H I V E S A
E M R S L E Y N R N
C I L A N T R O H O
```

Page 62: Grow Fruits & Veggies

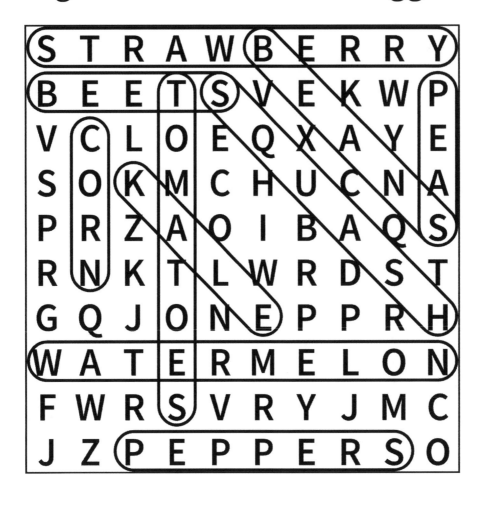

Page 63: Plant Beautiful Flowers

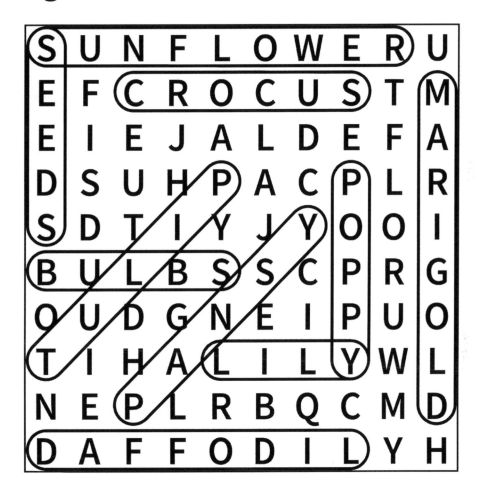

Look for these other titles in the Allerton's Brain Fitness Series

---

Allerton's Brain Fitness Word Search, Volume 2: Around the Town

Allerton's Brain Fitness 4x4 Sudoku

Allerton's Brain Fitness 6x6 Sudoku

Made in the USA
San Bernardino, CA
29 March 2019